OBSERVATIONS

SUR

LES RAPPORTS

DE MM. LES DOCTEURS

EN MÉDECINE ET EN CHIRURGIE

QUI ONT ÉTÉ APPELÉS AUPRÈS

DE S. A. R. Mgr LE DUC DE BERRI,

ET LETTRE A MM. LES DOCTEURS.

PAR LE Dr VALENTIN,

MEMBRE DE L'ANCIENNE ACADÉMIE ROYALE DE CHIRURGIE DE PARIS.

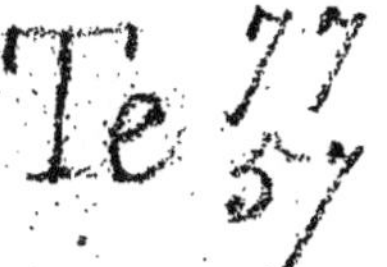

Infandum, doctrina, jubes renovare dolorem!

~~~~~~~~~~

A PARIS,

DE L'IMPRIMERIE DE PILLET AINÉ,

RUE CHRISTINE, N° 5.

1820.
~~~~~~~~~~

OBSERVATIONS
SUR LES RAPPORTS

DE MM. LES DOCTEURS EN MÉDECINE
ET EN CHIRURGIE

QUI ONT ÉTÉ APPELÉS AUPRÈS

DE S. A. R. Mgr LE DUC DE BERRI;

ET LETTRE A MM. LES DOCTEURS.

———

J'AI été sensible, je vous l'avoue, Messieurs, au mépris que vous avez affecté pour celui de mes ouvrages auquel j'attache le plus de prix. Vous avez négligé, dans la plus grave des circonstances, les préceptes que j'ai donnés pour le traitement des plaies de poitrine avec épanchement.

Il y a cinquante ans, j'ai cru reconnaître que les principes adoptés pour le traitement de ces sortes de plaies étaient non-seulement insuffisans, mais aussi qu'ils contrariaient les vues de la nature, et qu'ils s'écartaient du but que l'art doit atteindre. A cette époque, j'ai lu à l'Académie royale de chirurgie une dissertation sur le traitement des plaies de poitrine ; ce travail m'a mérité un prix : je l'ai imprimé en 1772 ; des chirurgiens célèbres en

France, des auteurs très-estimés chez l'étranger, l'ont transcrit littéralement dans leurs ouvrages.

A quatre-vingt six ans la sensibilité n'est pas extrême; un manquement à mes principes n'eût pas suffi pour me déterminer à me ressaisir d'une plume bien desséchée. Le malheur semble planer encore sur nos têtes, nous avons de grandes pertes à redouter : l'amour de l'art, l'amour de ma patrie, mon attachement à des princes auxquels j'ai sacrifié mon repos, la totalité d'une fortune honnête, m'ont déterminé à examiner si la plaie de S. A. R. Mgr le duc de Berri était mortelle de son essence, et si, en employant les moyens que j'ai indiqués, si, en pratiquant l'opération de l'empyème au lieu d'élection, il n'eût pas été possible, je ne dis pas de sauver la vie de S. A. R.; ce serait agrandir des plaies qui ne se fermeront jamais; ce serait doubler, si la chose était possible, les regrets qu'a produits la mort d'un prince, l'objet de l'amour, du respect et des espérances des Français; je me bornerai à examiner si, en ayant recours aux moyens que l'art propose, l'on eût pu garantir S. A. R. Mgr le duc de Berri, d'une mort aussi prompte.

Ce projet est hardi, j'en conviens, il sera combattu par de grandes réputations; mais j'appelle à l'appui de mon opinion les rapports de MM. les docteurs, l'anatomie, la physiologie, les principes de l'art, et ceux de la géométrie.

RAPPORT

De l'état où MM. les Docteurs ont trouvé S. A. R. Mgr le duc de Berri, le 13 février 1820, à onze heures et demie du soir.

« Appelés successivement, et dans l'ordre qui
» sera ci-dessous indiqué, à donner des soins à
» S. A. R. Mgr le duc de Berri, nous avons ob-
» servé les choses qui suivent.

» MM. les docteurs Drogart et Blancheton ont
» trouvé, à onze heures et demie du soir ou en-
» viron, le 13 de ce mois, le prince dans un état
» voisin de la syncope, et couvert de sang fourni
» par une blessure située à la partie supérieure
» et droite de la poitrine ; un caillot de sang fer-
» mant l'entrée de la plaie, le sang ne coulait
» plus au dehors. L'oppression et l'anxiété faisant
» craindre qu'il ne s'épanchât au dedans, un léger
» débridement fut fait à la peau de la partie in-
» férieure de la plaie : le caillot tomba ; du sang
» noir commença dès-lors à couler lentement sur
» la peau, le pouls se releva ; une saignée fut faite
» à l'un des bras ; elle fournit à peine quelques
» onces de sang.

» MM. les docteurs Lacroix, Therrin, Bougon
» et Fournier, survenus quelque tems après,
» ayant remarqué que le pouls était un peu re-
» levé, et jugeant nécessaire une nouvelle évacua-
» tion sanguine, firent pratiquer, de concert avec

» les docteurs précédens, une seconde saignée au
» bras. Celle-ci ne fournit pas d'abord plus de
» sang que la première ; mais des ventouses, ap-
» pliquées à plusieurs reprises sur la plaie, atti-
» rèrent au dehors quatre ou cinq onces de sang
» noir ; alors la respiration parut moins difficile,
» la figure se colora, et le sang coula avec plus
» de facilité par la piqûre des veines. On obtint
» par cette dernière voie environ quatre onces de
» sang. L'état du prince parut encore amélioré.

» M. le docteur Dupuytren, arrivé à une heure,
» observa l'oppression déjà indiquée, des dou-
» leurs vives à l'épigastre, de la dépression dans
» le pouls, un grand soulèvement de la peau voi-
» sine de la plaie, un état extrême d'anxiété, et
» surtout un défaut absolu de résonnance du
» côté droit de la poitrine, en arrière et infé-
» rieurement. De concert avec les docteurs pré-
» cédens, il fut d'avis qu'un débridement plus
» large fût fait à la place extérieure, seulement
» pour faire cesser l'état de tension où était la
» peau, et pour donner issue, autant qu'il était
» possible, au sang épanché : ce débridement
» donna lieu de reconnaître que la plaie péné-
» trait dans la poitrine par le troisième ou qua-
» trième espace intercostal. Quelques instans
» après ce débridement, l'appareil se trouva pé-
» nétré d'une grande quantité de sang noir, comme
» celui qui s'était précédemment écoulé ; plusieurs

» serviettes en furent mouillées. MM. les docteurs
» Dubois, Roux et Baron, arrivés à deux heures
» après minuit, trouvèrent le prince dans l'état
» ci-dessus indiqué, et, de concert avec les doc-
» teurs précédens, furent d'avis d'attendre l'effet
» du traitement mis en usage ; et il fut sursis à
» l'emploi de tous les autres remèdes.

» MM. les docteurs Drogart, Blancheton, La-
» croix, Therrin, Bougon, Dupuytren, Fournier,
» Dubois, Roux et Baron, ont observé ensuite, et
» en commun, que de trois à cinq heures des vo-
» missemens survinrent, que des déjections al-
» vines eurent lieu, que l'oppression augmenta
» successivement, que de vives coliques survin-
» rent, que des douleurs atroces se firent sentir à
» la partie postérieure de la tête, que le pouls se
» releva, s'affaiblit un grand nombre de fois
» alternativement, qu'à dater de cinq heures,
» l'anxiété fut portée au plus haut degré, que la
» respiration devint courte et douloureuse, que
» le pouls s'affaiblit rapidement, qu'il disparut
» bientôt complètement, que les facultés intellec-
» tuelles, restées intactes jusque-là, s'anéantirent,
» que la respiration se ralentit, s'affaiblit, qu'elle
» cessa, et la vie avec elle, à six heures du matin
» environ.

» Ceux d'entre nous qui ont vu la plaie avant
» le débridement, ont estimé qu'elle avait un
» pouce environ de largeur. »

« Nous observons que, dans les premiers mo-
» mens, M. le docteur Bougon, à défaut de ven-
» touses, exerça avec sa bouche une succion sur
» la plaie, dans l'intention de la dégorger. »

Ainsi, pour combattre les accidens que MM. Drogart et Blancheton ont reconnu, l'on a fait à onze
heures et demie du soir une saignée qui a produit
à peine quelques onces de sang, et un débridement
de quelques lignes à la peau de la partie inférieure
de la plaie. A minuit, une seconde saignée qui n'a
pas donné plus de sang que la première, une succion (1) et des applications réitérées de ventouses
sur la plaie. A une heure, le célèbre Dupuytren
observe l'*oppression* déjà indiquée, *des douleurs
vives à l'épigastre, une grande dépression dans
le pouls* (2). Ces accidens étaient graves, mais le
soulèvement de la peau qui environnait la plaie a
fixé toute l'attention du praticien; il s'en est tenu
à faire un débridement de quelques lignes, seulement, a-t-il dit, *pour faire cesser l'état de tension
où était cette peau.*

A deux heures arrive un praticien non moins
célèbre, M. Dubois, accompagné de MM. Roux
et Baron : à l'instant même l'espoir du prince et

____

(1) Si l'art n'applaudit pas à cette succion, elle restera toujours en
preuve du véritable attachement que M. Bougon a voué au prince
qui l'a honoré de sa confiance.

(2) D'après ce que dit ici M. Dupuytren, il est difficile de croire
aux avantages que MM. les docteurs précédens ont attribués à l'appli-
plication réitérée des ventouses.

celui de tous ceux qui environnaient son lit, semblent se relever ; l'on croit déjà voir l'art déployer tous ses moyens pour combattre les accidens qui font craindre pour des jours si précieux ; l'on attend avec impatience le résultat de la consultation générale.

Les gens de l'art assez instruits pour ne pas s'en laisser imposer par des réputations, jugeront sans peine de l'insuffisance des moyens qui ont été employés ; et cependant l'aréopage médicinal prononce qu'*il faut attendre l'effet des traitemens mis en usage , et surseoir à l'emploi de tout autre moyen.*

En vain le torrent des larmes de la famille royale, dans lequel l'on distingue sans peine celles de l'épouse la plus sensible, la plus courageuse, parce qu'elles sont teintes du sang de l'époux qu'elle adore, baigne le corps de la victime du plus noir des forfaits ; en vain l'art offre ses ressources : l'arrêt fatal est maintenu, et la France entière est ainsi condamnée à inonder son sol de ses larmes.

MM. les docteurs qui ont ainsi prononcé, auraient-ils cru que la plaie de S. A. R. était mortelle de son essence ? serait-ce à cette idée funeste qu'il faut attribuer l'oiseuse contemplation où ils sont restés pendant cinq grandes mortelles heures ? Telle est la question dont l'humanité et l'art réclament l'examen.

PROCÈS-VERBAL

Du 14 février 1820, pour constater l'état du cadavre de S. A. R.

« Nous avons trouvé le corps de S. A. R. Mgr
» le duc de Berri atteint à la partie droite de
» la poitrine d'une blessure large de deux pouces,
» ayant ses commissures situées en haut et en bas.
» Cette plaie, après avoir parcouru oblique-
» ment, de droite à gauche et du haut en bas, les
» parois de la poitrine, pénètre à une grande
» profondeur dans cette cavité, en traversant le
» troisième ou quatrième espace intercostal. »

PROCÈS-VERBAL

De l'ouverture du corps de S. A. R. Mgr le duc de Berri, du 15 février 1820, à deux heures de relevée.

« Ledit serment prêté, MM. les docteurs sus-
» nommés ont procédé à l'ouverture du corps
» qui a été faite par MM. Dupuytren et Roux,
» et nous ont ensuite fait le rapport suivant :
» Nous avons observé ce qui suit :
» Une plaie de deux pouces de longueur ayant
» ses commissures en haut et en bas, à la partie
» latérale supérieure droite de la poitrine, dans
» l'intervalle de la cinquième à la sixième côte,

» Sous les tégumens de la poitrine et dans le
» tissu cellulaire sous-cutané et intermusculaire,
» une infiltration sanguine de plusieurs pouces
» d'étendue et circonférence.

» Une division dans les muscles du cinquième
» espace intercostal droit, à deux pouces en ar-
» rière de l'union du cartilage avec la portion
» osseuse des deux côtes correspondantes (1).

» Dans la cavité de la poitrine, le poumon droit
» traversé de part en part.

» Le péricarde traversé à sa partie droite et
» inférieure près de son union avec le diaphragme ;
» sa cavité contenait environ une once et demie
» de sang, en partie liquide et en partie coa-
» gulé.

» A l'oreillette droite du cœur, une ouverture
» en deux points opposés, l'une près de l'inser-
» tion de la veine cave inférieure, l'autre vis-à-
» vis de la première.

» Au diaphragme, une plaie étroite occupant
» son centre aponévrotique ; à la gauche de l'ou-
» verture qui livre passage à la veine cave infé-

---

(1) D'où il résulte que le poignard n'a point parcouru obliquement
les parois de la poitrine. Il en résulte aussi que M. Dupuytren n'a
point été autorisé à dire que le poignard était entré dans la poitrine
en traversant le troisième ou quatrième espace intercostal. Nous aurions passé cette circonstance sous silence, si l'on n'était pas encore
autorisé à l'accuser du peu d'empressement que MM. les docteurs ont
mis à reconnaître la direction et l'étendue de la plaie de S. A. R.

« rieure, le péritoine qui tapisse ce muscle inté-
» rieurement n'était point lésé.

» Toutes ces plaies, situées sur une ligne oblique
» de droite à gauche, de haut en bas et d'avant
» en arrière ; dans la cavité de la poitrine, deux
» livres à peu près de sang, en partie coagulé, en
» partie liquide.

» Lesquelles lésions nous estimons, sans aucun
» doute, avoir causé les accidens éprouvés par le
» prince, et la mort qui les a terminés.

» Un poignard ayant une lame plate et longue
» de six pouces, une pointe très-aiguë et deux
» bords tranchans, nous ayant été représentés
» comme ayant servi à commettre le crime, nous
» l'avons introduit dans les plaies ci-dessus re-
» latées ; nous avons trouvé que ces dernières
» avaient des formes et des dimensions qui sont
» en rapport avec les formes et les dimensions de
» ce poignard. »

Nous entendons par plaie essentiellement mortelle, celle où l'art, à la vue des accidens, est obligé
de confesser son impuissance. Si l'oreillette du
cœur eût été blessée, nous aurions été réduits à
joindre nos larmes à celles de tous les vrais Français ; mais ces rapports offrent des contradic-
tions frappantes, ils affirment des faits physique-
ment impossibles, ils ne laissent que trop aper-
cevoir que leurs auteurs ont été plus occupés du
désir de justifier la conduite des docteurs qui ont

été appelés pour porter des secours à S. A. R., que de nous donner une description claire, franche et exacte des lésions des parties que le poignard a pu atteindre.

Si mes ouvrages ont pu mériter la confiance des gens de l'art, ils doivent croire que ce n'est point sans motif que je prends sur moi de dénier des faits contenus dans un rapport attesté par dix-neuf signatures, toutes jouissant de plus ou moins de réputation. Le désir de justifier le traitement de S. A. R. s'est déjà trop manifesté dans le rapport du 14, où MM. *les Docteurs, à la simple inspection du corps, affirment* « *que la plaie située à la* » *partie supérieure et droite de la poitrine, après* » *avoir parcouru obliquement de droite à gauche,* » *et de haut en bas, les parois de la poitrine,* » *pénètre à une grande profondeur dans cette ca-* » *vité en traversant le troisème ou quatrième es-* » *pace intercostal.* »

Le 15, l'ouverture du corps a fait justice de ces assertions inconséquentes et prématurées.

Dans ce rapport, MM. les Docteurs ont reconnu, 1° *que le poignard avait six pouces ;* 2° *que la plaie était située à la partie latérale droite et supérieure de la poitrine ;* 3° *que le poignard, après avoir labouré* (s'il m'est possible de me servir de cette expression) *entre les tégumens et les côtes, a pénétré dans la poitrine en divisant les muscles du cinquième espace intercostal droit, à deux pouces en arrière de l'union du cartilage avec la portion osseuse des deux côtes correspondantes.*

D'après ces aveux formels que nous opposons aux dix-neuf signatures, nous nous croyons autorisés à dire que le poignard de six pouces, après avoir percé les vêtemens du prince, après avoir parcouru l'espace de six pouces qui existe entre la partie supérieure droite de la poitrine et les muscles du cinquième espace intercostal droit qu'il a divisés, n'a pas pu *pénétrer profondément dans la poitrine, et percer de part en part le poumon*, et qu'enfin il est impossible qu'il ait atteint *l'oreillette droite du cœur, et son péricarde à sa pointe du côté droit.*

Comment a-t-on pu certifier que ce poignard, qui n'a parcouru que le côté droit de la poitrine, a blessé le cœur qui est derrière le sternum et les cartilages des dernières des trois côtes du côté gauche? Il est bon d'observer que le point désigné avec précision, où le poignard est entré dans la poitrine est sur la même ligne horizontale que le cœur, et que ce viscère est écarté de ce point au moins de six pouces. Les lésions du cœur que le rapport de l'ouverture du corps de S. A. R. a affirmées, ont été l'effet d'une étrange préoccupation, ou elles sont dues au scalpel qui a coupé les cartilages des deux dernières des trois côtes du côté gauche sous lesquelles le cœur est placé. Nous ne nous permettrons pas d'expliquer comment des faits aussi contradictoires ont pu être affirmés par dix-neuf Docteurs supposés anatomistes.

Si nous ne parlions qu'à des hommes instruits pour prouver que la plaie de S. A. R. n'était pas mortelle de son essence, nous nous serions bornés à dire : Le prince a survécu sept heures, donc l'oreillette du cœur n'a point été percée de part en part : les fonctions des oreillettes sont de transmettre le sang qu'elles reçoivent des grosses, veines aux ventricules ; si l'oreillette droite du cœur eût été percée *de part en part,* la plaie de sa paroi droite eût été considérable ; il eût été impossible que cet organe, dans sa contraction, n'eût pas fait jaillir dans la poitrine une partie du sang qu'elle est chargée de transmettre en totalité au ventricule du cœur ; et comme ces contractions se répètent soixante fois par minute, il eût été impossible que le prince eût survécu, je ne dis pas sept heures, mais *sept minutes.*

Les symptômes qui se sont manifestés chez S. A. R. étaient effrayans, il faut en convenir ; mais il arrive que des plaies peu profondes, peu larges, et, s'il est permis de le dire, sans consé-quence, offrent de semblables symptômes : j'en ai rapporté un exemple dans ma dissertation sur les signes des épanchemens dans la poitrine.

Je fus appelé pour voir un gendarme de la garde du Roi, qui avait reçu un coup d'épée sur la quatrième des vraies côtes, à trois travers de doigt du sternum : il me dit que dans l'instant du coup il était tombé sans connaissance ; son adversaire et un de ses amis eurent assez de peine à rappeler ses sens ; quand il fut un peu revenu, ils le conduisirent chez lui en voiture ; à chaque cahot il était prêt à tomber en faiblesse ; je ne le vis que douze heures après l'accident ; on lui avait fait deux saignées, il n'était sorti que très-peu de sang par la plaie, l'on avait appliqué dans le premier appareil une compresse d'eau vulnéraire spiritueuse, le malade était pâle et dans un très-grand abattement, la difficulté de respirer était très-considérable, il ne pouvait rester couché que sur le dos, il croyait ressentir un poids énorme sur le diaphragme, enfin les accidens qui accompagnent ordinairement l'épanchement s'y trouvaient réunis. Le chirurgien qui l'avait vu avant moi ne doutait point que la plaie ne fût pénétrante ; on ne m'avait même appelé que parce qu'il y entrevoyait un danger pressant. J'avoue qu'au premier coup-d'œil je crus à l'existence de l'épanchement ; nous convînmes de saigner le blessé pour la troisième fois, et de panser la plaie de la manière la plus simple : j'y retournai quatre heures après ; je le trouvai plus oppressé, plus abattu, tous les accidens paraissaient devenir de plus en plus pressans, l'état du malade semblait exiger l'évacuation du sang qu'on supposait être épanché. Heureusement qu'un examen plus particulier de la plaie m'empêcha de suivre cette première idée.

Quoique le peu d'étendue d'une plaie et sa situation sur une côte ne soient pas des raisons suffisantes pour nous autoriser à croire qu'elle n'est point pénétrante, vu qu'il y a des épées dont la lame est très-étroite, et que l'attitude du blessé peut faire varier la direction ; cependant la plaie dont il s'agit ici était si petite, que je crus devoir examiner, d'une manière plus particulière, d'où pouvaient dépendre les accidens qui l'accompagnaient : je voulus d'abord chercher la direction de son trajet, en comprimant assez légèrement avec le doigt dans sa circonférence ; lorsque j'appuyai sur la côte en suivant une direction oblique de la plaie vers le sternum, le blessé éprouva la plus vive douleur ; l'étouffement et les autres accidens furent extrêmes pendant quelques minutes. D'après cette expérience, je ne doutai plus que tous ces symptômes qui nous avaient effrayés ne fussent produits par la lésion de quelques filets nerveux, et de quelques-uns des tendons du grand pectoral : en conséquence, je rassurai le blessé sur son état ; je lui conseillai de se faire saigner dans la nuit pour la quatrième fois, d'appliquer sur la plaie une petite emplâtre de *triapharmacum*, et par dessus la pulpe de plantes émollientes en forme de cataplasme. Cette conduite lui réusssit si bien, que le lendemain je le trouvai très-soulagé.

Cette observation prouve qu'à la suite des plaies de poitrine, il peut exister des symptômes très-alarmans sans que l'oreillette du cœur, son péricarde et le centre nerveux du diaphragme, soient blessés.

Nous avons démontré anatomiquement et géométriquement qu'il est impossible que le poignard de *l'infâme* ait atteint le cœur de S. A. R. ; sa mort ne peut donc pas être attribuée à la lésion de cet organe : d'ailleurs, pourquoi présenter des faits qui n'ont point existé, des faits impossibles, comme cause de la mort, lorsque l'ouverture de la poitrine de S. A. R. ne laisse aucun doute sur la vraie cause de cette mort ?

Le procès-verbal de l'ouverture du corps atteste qu'on a trouvé dans la poitrine deux livres de sang, dont partie était coagulée. Rapprochons ce fait de ce que MM. les docteurs ont observé pendant les cinq heures qu'ils sont restés en simple contemplation. Ils ont déclaré que le pouls se relevait, s'affaiblissait alternativement un grand nombre de fois ; *qu'à dater de cinq heures, l'anxiété fut portée au plus haut degré; que la respiration devint courte, douloureuse ; que le pouls s'affaiblit sensiblement, que la respiration se ralentit, s'affaiblit, et qu'elle cessa avec la vie.*

En voyant l'anxiété portée au plus haut degré;

en voyant que la respiration devenait de plus en plus courte, de plus en plus laborieuse, comment a-t-on pu se méprendre sur le genre de mort dont S. A. R. était très-prochainement menacée? comment a-t-on pu se permettre des doutes sur l'existence d'un épanchement de sang dans la poitrine? comment n'a-t-on pas reconnu la nécessité urgente d'extraire de cette cavité ce sang qui, au moment où il est échappé de ses vaisseaux, est devenu un corps étranger qui s'opposait à ce que les poumons pussent se dilater et recevoir l'air vital, sans lequel il est impossible d'exister? A cinq heures, oui, à cinq heures, un coup de bistouri aurait suffi pour prouver que la plaie de S. A. R. n'était point mortelle de son essence, et que l'on pouvait encore tout espérer des ressources de la nature et de celles de l'art.

L'empyème au lieu d'élection est, de toutes les opérations que pratique la chirurgie, la moins douloureuse, la moins susceptible d'accidens, et celle qui produit le plus promptement l'effet que l'on peut en attendre. A l'instant même où cette contre-ouverture aurait été pratiquée, ce sang épanché, cause unique de la mort de S. A. R., se serait écoulé, les poumons seraient rentrés dans toutes leurs fonctions; et, délivrés du poids qui les opprimait, ils auraient permis à l'air vital d'en parcourir toutes les cellules.

Des observations très-multipliées ont prouvé

que des épées, des poignards, et même des balles, ont percé la poitrine de part en part, et que les blessés ont guéri de ces effrayantes blessures.

Les plaies pénétrantes de la poitrine ne sont essentiellement mortelles que lorsque le cœur ou les gros vaisseaux qui parcourent cette cavité ont été atteints par l'arme meurtrière. Nous avons prouvé que le poignard n'avait point atteint le cœur de S. A. R. Si les gros vaisseaux eussent été déchirés, MM. les docteurs ne nous l'auraient point laissé ignorer ; il a fallu sept heures aux vaisseaux ouverts pour verser deux livres de sang ; c'est une preuve incontestable que ces vaisseaux n'étaient que de légères ramifications artérielles ou veineuses. En multipliant les saignées, en ayant recours aux médicamens intérieurs que l'art indiquait, l'hémorrhagie n'aurait pas pu être de longue durée.

Je m'abstiendrai de tirer les conséquences que présentent ces derniers raisonnemens ; elles seraient trop affligeantes pour la France entière, et trop dures pour MM. les docteurs.

Il eût été à désirer que M. Distel, chirurgien de S. M., remplissant les fonctions de premier chirurgien du Roi, se fût trouvé à la consultation générale ; ses talens sont connus, et son attachement à la famille royale n'est pas de fraîche date.

FIN.